U1075122

中国中医科学院文献所所长**柳长华**教授亲率

中医文献“国家队”三十年珍本古籍搜集整理之大成

经效产宝：我国第一部妇产科学专书

珍本中医古籍精校丛书

经效产宝

【凌氏刻本】

唐·昝殷◎撰集
柳长华◎主编
宋白杨　孙冬莉　刘　宇◎点校

北京科学技术出版社

图书在版编目（CIP）数据

经效产宝/柳长华主编．—北京：北京科学技术出版社，2016.1
（珍本中医古籍精校丛书）
ISBN 978－7－5304－6872－2

Ⅰ．①经…　Ⅱ．①柳…　Ⅲ．①中医产科学－中国－唐代
Ⅳ．①R271.4

中国版本图书馆 CIP 数据核字（2014）第 288082 号

经效产宝

主　　编： 柳长华
点　　校： 宋白杨　孙冬莉　刘　宇
策划编辑： 章　健　侍　伟
责任编辑： 于　雷　侍　伟
责任印制： 李　茗
出 版 人： 曾庆宇
出版发行： 北京科学技术出版社
社　　址： 北京西直门南大街 16 号
邮政编码： 100035
电话传真： 0086－10－66135495（总编室）
0086－10－66113227（发行部）　0086－10－66161952（发行部传真）
电子信箱： bjkj@bjkjpress.com
网　　址： www.bkydw.cn
经　　销： 新华书店
印　　刷： 保定市中画美凯印刷有限公司
开　　本： 710mm×1000mm　1/16
字　　数： 62 千字
印　　张： 5.75
版　　次： 2016 年 1 月第 1 版
印　　次： 2016 年 1 月第 1 次印刷
ISBN 978－7－5304－6872－2/R·1863

定　　价：16.00 元

京科版图书，版权所有，侵权必究。
京科版图书，印装差错，负责退换。

序

中国从有文献可考的夏、商、周三代开始，就形成了国家并进入了一个文明的时代。今天可以见到的记录商周历史的文字和文献已十分丰富。中国人认为自己是炎帝、黄帝的后代，若以此推算，中国的文明史可以上溯至公元前5000年左右。中华民族崇拜自然，形成了“天人合一”的信仰，中医学就是在这种信仰的基础上产生的一种传统医学。中医的起源可以追溯到神农、黄帝时期，根据考古和文献的记载，炎帝神农氏发明了用药物治病，黄帝轩辕氏创造了生命与疾病的知识，伏羲氏发明了用“砭石”和“针灸”治病，可以看出，炎帝、黄帝和伏羲不仅是中华民族的始祖，也是中医学的缔造者。

大约在公元前1700年，商代的大臣伊尹创造了用“汤液”（方剂）治病，就是把多种药物组合在一起治疗疾病，这种方法一直延续到现在。中华民族早在3700多年前就创造了把各种药物组合为“方”治疗疾病的方法，令人惊叹。商代的彭祖创造了养生的方法防治疾病，中国人重视养生的传统至今深入民心。根据西汉司马迁《史记》的记载，战国时期（约公元前400年）的扁鹊秦越人善于诊脉和针灸，仓公淳于意善于辨证施治。这些世代传承积累的医药知识，到了西汉时期（约公元前150年）已蔚为大观，成为专门之学。

汉成帝时，诏命刘向等一批学者整理全国的图书，整理后的图书分为六大类，即六艺、诸子、诗赋、兵书、术数、方技，方技即医学，是中国六大学问之一。刘向等校书，前后历时27年，是对中国历史文献最为壮观的结集、整理、研究，真正起到了上对古人、下对子孙万代的承前启后的作用。后之学者，欲考中国学术的源流，可以此为纲鉴。刘向校书的原则和方法，即由专官典守，相校以除重复，并以人类书，章学诚先生总括为“辨彰学术，考镜源流”。医学之书，由侍医李柱国负责，整理后分为“医经”七家、“经方”十一家、“房中”八家、“神仙”十家。“医经”是医学理论的书，“经方”是成方治病的书，“房中”是用歌舞陶冶性情的书，“神仙”是导引、服食以延年益寿的书。

这些被记载下来的各种知识，绵绵不绝，一脉相承，传之后世，被尊为经典。医经中的《黄帝内经》《扁鹊内经》记述了生命、疾病、诊疗、药物、针灸、养生的原理，奠定了中医学理论的体系。今之《黄帝内经》《八十一难经》是其存者。经方十一家记载了西汉时经典的成方，即以方治病和用药的知识，其中有《汤液经法》一书，相传是伊尹所作，后世之《千金要方》《外台秘要》等即经方之传者。东汉时期，人们把用药的知识编纂成书，称《神农本草经》，其中记载了365种药物的产地、采收、加工、药性和主治等，是中药学的起源，继之有《名医别录》《新修本草》等。东汉张仲景融合医经、经方，编撰了《伤寒杂病论》，成为中医临床学的奠基人，至今仍是指导中医临床的重要文献，后世大量的临证类文献即其一脉相承者。西汉成书的《黄帝内经》，其中包括《素问》和《针经》，到了西晋时期，皇甫谧将《素问》《针经》《明堂孔穴针灸治要》即《内经》和《外经》的内容进行了整合，编纂了《针灸甲乙经》，成为学习针灸的经典和教科书。西晋王叔和整合医经、经方和脉学的内容，编纂了《脉经》一书，成为临证脉学的奠基之作。

中医学在数千年的发展历程中，创造积累了丰富的医学理论与实践经验，仅就文献而言，保存下来的中医古籍就有一万余种，可谓浩如烟海、汗牛充栋。自孔子删定六经始，我国的经学即围绕对六经的整理研究而进步。自刘向等校定方技，中医学即以对这些经典的整理研究为核心而传承发展。南宋文学家岳珂说：读汉人一书，胜读魏晋书十种；读魏晋十种，胜读唐人书百种。这不仅道出了中国学问的家法，也提示我们去理解中国学问的内在精神，即“究天人之际，通古今之变，成一家之言”的学问之道。中医古籍文献的整理、结集、研究、发展，到了唐代才算尘埃落定，正如《易经》所说：观其所聚，而天地之情事见矣。

唐代以前的这些典籍，是中医学传承发展的源头，此次整理出版，是积数十年搜罗耙剔之所得，择存世之最善本，其中不乏新材料的发现，如古钞本《素问》（早于顾从德仿宋本）、毛晋据宋本钞《针灸甲乙经》（早于明五车楼本），都是稀见的善本。图书流传既久，异文多见，此次整理，既择善本，总以纠正错讹为主，校记不烦多出。各本整理前言，乃累年校读古籍之心得，如刘向校书分内、外之义，《难经》乃《扁鹊内经》之存者，仲景《伤寒论》乃医经、经方融合之作，《甲乙》乃《内经》《外经》融合之作，读者可以留意展读，就有道而正之焉。

柳长华

乙未夏于扁仓书院

内 容 提 要

《经效产宝》正文三卷，续编一卷，正文作者为唐代昝殷，续编作者包括五代时后蜀人周颋、宋代李师圣及郭稽中、唐代时贤。《经效产宝》作为我国现存最早的妇产科专著，其内容被后世医家引用颇多。上卷论妊娠和产难诸病，中卷和下卷述产后诸证。续编包括周颋传授济急方论凡四方、濮阳李师圣施郭稽中论二十一证十六方、产后十八论凡九方，以补充《经效产宝》之不足。本书在妊娠方面强调辨证论治，指出母病动胎，但疗母疾，其胎自安；胎有不坚而损母者，但疗胎疾则母瘥。这些逐渐成为历代医家治疗妊娠病的基本原则。其论以当归、川芎二药检验胎儿死活之法（“死即下，活即安”），亦成为产科第一首既可下死胎又可安活胎的诊断性治疗方。书中提出了观察母体颜面唇舌色泽变化以判断胎儿存亡和母体安好的诊断方法；首创“擀心下”（按摩子宫）与口服药结合，以治疗并预防产后出血；重视问诊和以预防为主，强调分娩后问出血情况以测预后；重视母乳喂养；提出产后急诊的治疗方药等。这些论述对后世临床具有较强的指导意义。

该书在流传过程中曾经亡佚，其作者、版本等内容很少有人研究。

一、作者和书名考证

1.《经效产宝》成书

《经效产宝》正文三卷，续编一卷，续编中有“周颋传授济急方论”“濮阳李师圣施郭稽中论”“产后十八论”。《经效产宝·周颋序》中记载“乃大中岁相国白敏中，伤兹妇人，多患产难，询访名医，思救人命。或人举昝殷，相国迎召，问其产乳。殷乃撰方三卷，贽于相国。”白敏中（792～861），字用晦，祖籍并州太原（今山西太原），后迁居华州下邽（今陕西渭南），唐朝后期宰相，著名诗人白居易的从弟。大中壬申（852）至大中十一年（857）二月，白敏中任剑南西川节度使，昝殷献书当是此时，因此《经效产宝》应成书于公元852～857年。

2.《经效产宝》作者

《经效产宝》正文作者昝殷，唐代蜀（今四川省）人，具体生卒年代不可考。昝氏还著有《食医心鉴》三卷，今亦存。《经效产宝》续编作者包括有周颋、李师圣、郭稽中、时贤。周颋为五代时后蜀人，生平里居未详。另外周颋“兼拾昝氏之遗，作小论三篇，次于序末”，此三篇小论的具体内容已不可考。李师圣为宋代濮阳（今河北大名）人，生平未详，著有《产育宝庆集方》一卷，又名《妇人产育保庆集》《产科经验宝庆集》《产育保庆集》。郭稽中为宋代人，生平里居未详。当时濮阳李师圣得《产论》二十一篇，郭稽中以验方附于诸论之末，编《产育宝庆集方》一卷，已佚。后清代人自《永乐大典》中辑出“论”二十一条，“方”三十四条，将《产育宝庆集方》重刊于世。《经效产宝》续编中的“濮阳李师圣施郭稽中论”实际是《产育宝庆集方》的部分内容。“产后十八论”虽未注明作者，但唐人时贤曾撰有《产经》一书（已佚），其部分内容散见于南宋郑汝明《胎产真经》，其内容与“产后十八论”基本一致。

3.《经效产宝》书名考证

《历代史志书目著录医籍汇考》是一部文献学工具书，该书收采历代史志、公私书录、诸家文集、论著、笔记等资料180余种，上自汉代，下迄民国。该书中提到，清代顾櫰三《补五代史艺文志》中记载有《产保方》三卷，周挺撰；元代脱脱等《宋史艺文志》中记载有《昝殷产宝》三卷；宋代郑樵《通志艺文略》中记载有《昝氏产宝》三卷，《产宝》三卷，伪蜀周挺撰。以上两处“周挺”应该是周颋的误写。元代马端临《文献通考》中记载有《产宝》二卷；宋代王尧臣等《崇文总目辑释》中记载有《产宝》三卷，无撰人；清代叶德辉《宋秘书省续编到四库阙书目》中记载有《昝氏产宝》三卷；宋代晁公武《郡斋读书志》中记载有《产宝》二卷，右伪蜀昝殷撰辑。以上记载书名多为《产宝》，而且在《经效产宝·周颋序》中也说“相国重其简要，命曰《产宝》”。

因此《经效产宝》在成书和早期流传时本应是《产宝》，后期的目录书中关于该书的宋本和清刻本的记载书名已经是《经效产宝》，至于“经效”二字是后人何时加上去的，尚无明确资料可考，也许到宋代《产宝》就已经改名为《经效产宝》了。

二、版本及版本源流

1. 宋本

宋本《经效产宝》均已亡佚，只能从一些书目文献找到记载。

据日本小岛氏《宝素堂藏书目录·内经经方第九妇人产乳》记载：《经效产宝》三卷，一册。宋椠。白敏中家藏善本。昝殷。

《多纪元坚献医学馆书目录》记载：《经效产宝》三卷。宋版，一册。

日本森立之《经籍访古志·卷八医家类妇人》记载：《经效产宝》三卷。宋椠本。存诚室藏。首二页旧人补钞。唐节度随军昝殷撰集。每半版高六寸一分，幅四寸二分。十二行，行十八字。是书不记刊行年月。检其版式，为南宋本无疑。殷署名次有“相国白敏中家藏善本”一行。《医方类聚》所引题目无“经效”二字，文字颇有异同，而此为劣。然从来未见传本，亦是稀世之珍，固不得不兼存也。

清代江标《宋元本行格表·卷下十二行之属》记载：宋本《经效产宝》。行十八字。三卷。（引自《访古志》）

《留真谱新编·第七医部》记载：《经效产宝》。节度随军昝殷撰集。相国白敏中家藏善本。注，半页十一行。

2. 日本仿北宋本

清代叶德辉《郎园读书志·卷六子部》记载：《经效产宝》三卷，《续编》一卷。日本仿北宋刻本。每卷大题后次行题“节度随军昝殷撰”，三行题“相国白敏中家藏善本”，《续编》无此两行。小黑口版，每半叶十一行，行十八字。冈西为人注：“按光绪七年凌德序云：婺源张金城近购得日本所刻唐节度随军昝殷撰集《经效产宝》书版，随以印本示余。余读其书，凡上中下三卷，后附《续编》一卷，书中‘薯蓣’作‘薯药’，避唐讳而不避宋讳云云。今按张氏所得，疑则此书版，而光绪七年本所从刻者也欤?”

能够看出《经效产宝》至少有北宋本和南宋本，以及日本仿北宋本，但均未曾得见，其版本情况为笔者根据《宋以前医籍考》和

《历代史志书目著录医籍汇考》的著录内容整理。观清光绪七年归安凌氏刻本，版式与《郎园读书志》记载的日本仿北宋本一致，也许张金城所购即是此日本仿北宋刻本。

3. 国内现存版本

据《中国中医古籍总目》记载，《经效产宝》有清光绪三年丁丑（1877）影宋刻本，此版本其他书籍未见记载，经考察中国科学院国家科学图书馆和中国科学院上海生命科学信息中心图书馆均无此版本；而两图书馆所藏均为光绪七年归安凌氏刻本。

国内较为常见的是清光绪七年辛巳（1881）归安凌氏刻本。据归安凌氏序，婺源张金城购得日本所刻唐节度使随军昝殷撰集《经效产宝》书版，此书才得以出版。此版本正文卷下末尾“产后乳汁自出方论第四十一（凡三道）”只有一方一法，且所存的一方无煎服法，另外后面尚缺少一方。续编濮阳李师圣、郭稽中论下记有“二十一证、方十六道”，在九页、十页原版本为空白，所缺内容为第十二论麻仁丸末尾部分、第十三论全部，十四论仅存煎服法。

清光绪十四年戊子（1888）《经效产宝》再次印行，此次书商为了弥补缺页将光绪七年的书版进行剜改，续编濮阳李师圣、郭稽中论下记的方证数改为“十九证、方十六道”，同时将十五论到二十一论依次改为十三论到十九论。另外正文卷下末尾缺失的煎服法和一方也补全。1955 年人民卫生出版社影印出版该书，即是以此作为印本。

1936 年曹炳章刊印的《中国医学大成》中选有《经效产宝》一书，以清光绪七年归安凌氏刻本为底本，其《续编》中原缺的部分从《产育宝庆集方》钞补，以成完书。但是清光绪七年归安凌氏刻本正文卷下末尾缺失的部分没有补齐。另外归安凌氏刻本中不通顺以及明显错误之处，曹炳章先生也一一进行订正。

4.《经效产宝》版本源流

自昝殷献书起，《经效产宝》开始流传，957年周颋作序并刻版，本文称为周颋序刻本，其后出现了有后人增补续编的北宋本和无续编的南宋本。北宋本传入日本后，产生了日本仿北宋刻版，婺源张金城购得此仿北宋本《经效产宝》后，该书在国内再次流传。首先是光绪七年的归安凌氏刻本，由于该书原版有缺，光绪十四年书商对此版本进行剐改重新出版，人民卫生出版社于1955年影印出版的《经效产宝》就是用此剐改本为印本。期间曹炳章先生出版的《中国医学大成》本《经效产宝》是以光绪七年的归安凌氏刻本为底本。另外在朝鲜的《医方类聚》中保存了大量的《经效产宝》的文字，其内容与北宋本和南宋本都有出入，而且内容更全面，因此无法准确判断其来源，也许流入朝鲜的是更早期的传本。日本人曾经对《医方类聚》所引用的《经效产宝》内容进行辑佚，形成《经效产宝》辑佚本。

三、《经效产宝》引书考证

《经效产宝》中保留了很多早期文献的内容，其中明确标明出处的引文有《小品》2处，《广济》6处，《集验》5处，《经效》13处，张仲文1处，张文仲1处，《千金》10处，《千金翼》2处，《必效》2处，深师方1处，《救急》2处，崔氏2处，《古今经验》1处，《古今录验》1处，黄君正方1处。

《经效产宝》引用的这些文献大部分已经亡佚，据笔者考证：《小品》当是陈延之的《小品方》；《广济》当是唐玄宗李隆基的《开元广济方》；《集验》疑为北周姚僧垣的《集验方》；张仲文和张文仲疑为《张文仲方》，张仲文可能是张文仲的误写；《千金》和《千金翼》应为唐代孙思邈的《备急千金要方》和《千金翼方》；《必效》疑为唐代孟诜的《必效方》；深师方应是南北朝僧深的《深师方》；崔氏疑为唐代崔知悌的《崔氏纂要方》；《古今经验》和《古今录验》疑为唐代甄权的《古今录验方》，《古今经验》为《古今录验》的误写；《经效》《救急》和黄君正方尚无资料可考。

通过与《医心方》中引用《医门方》的内容对比，《经效产宝》还可能引用了《医门方》的内容。马继兴先生在"《医心方》中的古医学文献初探"一文中认为："此书名疑即《崇文总目》及《通志·艺文略》所记《医门秘录》五卷的略称，为道士梅崇献撰。在《新唐书·艺文志》中称为'《梅崇献方》五卷'者。"

另外，《经效产宝》正文中有很多方论是以"论曰"开头，这部分论述内容与《诸病源候论》内容相同或相似。由此可见，《经效产宝》也引用了大量《诸病源候论》的内容，也是一部医经和经方融合的代表性著作。

四、《经效产宝》佚文

《经效产宝》作为我国现存最早之妇产科专著，在一段时期曾经亡佚过，后婺源张金城购得日本所刻唐节度使随军昝殷撰集《经效产宝》书版，此书才得以再次流传。该书后世医家引用甚多，这些古籍中保留的内容很多是现存《经效产宝》中没有的内容，可以作为《经效产宝》辑佚的重要来源。尤其是朝鲜的《医方类聚》，该书引用了大量的《产宝》原文，而且文献来源可能早于国内常见版本的《经效产宝》，对《经效产宝》的文献研究十分重要。另外宋代唐慎微《证类本草》引用《产宝》24 处，明代李时珍《本草纲目》引用《产宝》25 处，宋代妇产科专著陈自明《妇人大全良方》对该书也引用颇多，这些书中都保存了大量《经效产宝》的佚文。

校注说明

《经效产宝》现存版本中国内较为常见的是清光绪七年辛巳（1881）归安凌氏刻本，据归安凌氏序，婺源张金城购得日本所刻唐节度使随军昝殷撰集《经效产宝》书版，此书才得以出版。此版本正文卷下末尾“产后乳汁自出方论第四十一（凡三道）”只有一方一法，且方无煎服法，后面尚缺少一方。续编濮阳李师圣、郭稽中论下记有“二十一证、方十六道”，在九页、十页上面空白，原缺第十二论麻仁丸末尾部分，第十三论全缺，十四论缺论方药味，存煎服法。

清光绪十四年戊子（1888）《经效产宝》再次印行，此次书商为了弥补缺页将光绪七年的书版进行剐改，续编濮阳李师圣、郭稽中论下记的方证数改为“十九证、方十六道”，同时将十五论到二十一论依次改为十三论到十九论。另外正文卷下末尾缺失的煎服法和一方也补全。1955 年人民卫生出版社影印出版该书，即是以此作为印本。

1936 年曹炳章刊印的《中国医学大成》中选有《经效产宝》一书，以清光绪七年归安凌氏刻本为底本，其续编中原缺的部分从《产育宝庆方》抄补，以成完书。但是清光绪七年归安凌氏刻本正文卷下末尾缺失的没有补齐。另外归安凌氏刻本中不通顺的内容以及明显的错误之处，曹炳章先生也一一进行订正。

此次整理以清光绪七年辛巳（1881）归安凌氏刻本为底本，以清光绪十四年戊子（1888）刻本（简称光绪十四年本）和 1936 年曹炳章刊印的《中国医学大成》本（简称医学大成本）为校本，同时参考《外台秘要方》《诸病源候论》《医心方》《妇人大全良方》等书。具体校注规则如下。

(1) 底本原无目录，据正文补。

(2) 底本脱文者据校本补充，出校注说明。

(3) 通假字、异体字、俗字径改。

(4) 文中不规范的中药名统一改为通用中药名。

(5) 凡原文中表示文字位置的“右”“左”，一律改为“上”“下”，不出校记。

由于本人学识所限，点校工作难免有遗漏或错误之处，恳请读者批评指正。

校注者

2015 年 7 月

周 颋 序

颋闻：至灵者，人；最重者，命。人皆知命之所重，而不知养命之方，天年未终，疾病攻夺。嗟呼！世无良医著述，则急难仓猝寻医，其舛误多矣。医之中惟产难为急，子母命悬在片时。颋勤志方书，常思救疗，每览名医著述，皆志于心。且夫男女构精，阴阳分气，就中女弱，疾状颇多。盖其禀柔质，以为人有血藏而抱育，妊娠之内，导理有常；至于饮食之间，动静之际，尤多制忌以节情。及乎既产，鲜保安者，盖是损触脏腑，伤动筋骨，将理稍失，疾患便生。更值盲医，取次下药，致其所苦，积渐悬危，日后一日，亟至于死，可不痛哉。故《易》曰“天地之大德曰生”，则知在天地之间，以生育为本，又岂因生产而反危人之命乎。自惟摄理因循，药饵差谬，致其产妇不保安全。且妇人生产，方二三次，血气未衰，饮食易进，但能节性，则无病生，纵或偶有微疴，不难医治。至于四五次，迨乎七八次，伤败已深，血气衰微，子脏虚弱，秽败内滞，风邪外攻。若有病生宜须审疗，医若不仔细，疾使危治。此医杀之，理甚明矣。且士俗之家，妇人产后，复乳其子。产既损气已甚，乳又伤血至深，蠹命耗神，莫极于此，稍失常理，便合急医。或以家贫，不及厚赂医者，医者怠慢，须臾困笃。吁！人之生产，非小事也，而医者图财，侮而致死。此医杀之，理又明矣。且夫产前产后，血气未宁，一疾苟生，百疾同作，古人所以著方论于产乳者，正在于此也。至若鲤鱼阿胶，能治胎动；芎䓖当归，善疗胎痛。只如胎动胎痛，非一理也。有因母疾而胎动者，因胎不坚固而自动者，痛亦如之。此略举大纲，盖须知医者之功也。降及地黄益血、生姜助气、芍药止痛、黄芪补虚，用之得门，其效如圣；用之失理，不如不医。乃知医人不可苟作。颋以此疾心，常思著方，以济危急，而学鲜不博，未能自信，所以遍采产术，志在广行。复见昝殷《产宝》，深入医门，乃大中岁相国白敏中，伤兹妇人，多患产难，询访名医，思救人命。或人举殷，相国迎召，问其产乳。殷乃撰方三卷，贽于相国。相国重其简要，命曰《产宝》。此方虽存，得者甚少。颋志在愈疾，常恨不家藏一本，故辄敢序之，盖欲开其众听。凡五十二篇，三百七十一方，兼拾昝氏之遗，作小论三篇，次于序末。庶几妊娠之家，自得览斯，为家内明师尔。

时丁巳岁秋八月序

《经效产宝》序

婺源张君金城，近购得日本所刻唐节度使随军昝殷撰集《经效产宝》书版，随以印本示余。余读其书，凡上中下三卷，后附续编一卷。书中“薯蓣”作“薯药”，避唐讳而不避宋讳，复考《新唐书·艺文志》有博士昝商著《心鉴》五卷，或即斯人避殷做商，其为北宋本无疑。日本邦人于医家旧籍考察最精，近如北宋本《千金方》、元大德本《千金翼方》显于沪上，影宋本《外台秘要》购于粤东。今得是书，唐贤撰述，并可宝贵。余家虽习医，苦于收藏无多，兹就所见，书诸卷端，至若方药之合宜，在乎明哲者取择焉。

光绪七年春正月归安凌德书于尚素轩

《经效产宝》提要

唐节度使昝殷著。相国白敏中家藏善本《产育保庆方》。《四库提要》云:《唐书·艺文志》有昝殷《产宝》一卷，始别列一门，今其书不传云。是书在清季中叶已不可得，其珍奇可知。婺源张君金城，近从日本购得影刻唐节度随军昝殷撰《经效产宝》三卷，后附《续编》一卷。书中“薯蓣”作“薯药”，避唐讳而不避宋讳，其为北宋本无疑。日人于中国医药旧籍考察甚精，近如影刻北宋本《千金方》，元大德本《千金翼方》，其版皆由国人购回，现存苏州。《产宝》一书，有光绪七年归安凌嘉乐序，张氏影刻。其原书本无序目，今补钞目录于下，俾便稽考。其《续编》，濮阳李师圣、郭稽中《产论》。在九页后面、十页上面空白，原缺第十二论麻仁丸末，第十三论全缺，十四论缺论方药味，存煎服法，从《产育宝庆方》钞补，以成完书。其卷上列妊娠安胎方论第一，凡十一方；妊娠食诸物忌方论第二，凡五方（以下载目次，今略之）。先述证论，后列方治，言简意赅，方多经验，为产科之宝筏，题曰《经效产宝》，洵不诬也。

目　　录

经效产宝·卷之上

相国白敏中家藏善本　节度随军昝殷撰集

妊娠安胎方论第一凡十一道

疗妊娠三四个月腹痛，时时下血。

续断八分　艾叶六分，炒　当归六分

竹茹四分　干地黄六分　阿胶四分，炙

鸡苏四分

上以水一升，煎取六合，去滓，空心，再服。隔日更服。

治妊娠六七个月，忽胎动下血，肠痛不可忍。

芎䓖八分　桑寄生四分　当归十二分

上以水一升半，煎取八合，下清酒半升，同煎取九合，分作三服。如人行五六里，再温服。

治妊娠下血，时时漏血，血尽子死。

生地黄汁三合　清酒三合

上相和，煎三四沸，空腹，分温温服。

治妊娠心头烦满，两胁胀，不下食。

槟榔三个　人参四分　柴胡五分

枳壳四分　肉豆蔻二分　生姜二分

桑寄生四分

上以水二升，煎取六合，分温三服。

治妊娠身伤寒，头痛壮热，肢节烦痛。

前胡六分	石膏十二分	大青四分
子芩五分	知母四分	山栀四分
葱白七茎	甜竹茹三分	

上水二升，煎取八合，食后分温三服。

治妊娠胎动，腰痛及下血，安胎。

当归四分	芎䓖四分	葱白二七茎
艾叶二分	茅根六分	鹿角胶六分，炙为末

上水二升，煎取八合，空心热吃，三服。

治妊娠损动，安胎。

鲤鱼一斤	粳米一升

上作曤食之佳。

治妊娠呕吐不食，兼吐痰水。

生芦根十分	橘皮四分	生姜六分
槟榔二分		

上以水二升，煎取七合，空腹热服。

治妊娠胁满腹胀，心胸烦，见饭即吐，渐加羸瘦。

赤茯苓	前胡各四分	小半夏四分，汤洗
生姜三分	白术一分	大腹子五个
麦门冬六分，去心	槟榔五枚	紫苏四分

上水二升，煎取八合，空心，分温三服。

治妊娠常苦烦闷，此是子烦，宜服此方。

茯苓八分	防风六分	知母六分
竹沥三合，温用	生麦冬十二分	

上水二升，煎取七合，下竹沥，食后作两服。

治妊娠胎动不安，烦闷。

当归四分　　芎䓖三分　　阿胶二分，炙，临时入

葱白十四茎　　豉八合　　桑寄生四分

上水二升，煎取八合，下阿胶，空腹，分两服。

妊娠食诸物忌方论第二凡五道

食鸡肉与糯米共食，令子生白虫。

食鲤鱼及鸡子，令子多疳。

食羊肝，令子多厄。

食鸭子，令子倒生。

食兔肉、犬肉，令子缺唇，无音声。

益气滑胎令易产方论第三凡一道

润胎益气，令子易生，诃子丸。

槟榔八分　　芎䓖二分　　吴茱萸三分

诃子皮三分，蒸

上为细末，炼蜜为丸，如绿豆大，空心，酒下十九丸、二十丸。自七八个月，服至分解。

妊娠恶阻呕吐不食方论第四凡四道

论曰：夫阻病之候，心中溃溃，头旋眼眩，四肢沉重懈怠，恶闻食气，好吃酸咸果实，多卧少起，三月、四月多呕逆，肢节不得自举者，以此治之。

人参八分　　厚朴六分，炙　　茯苓十三分

葛根八分　　白术十二分　　橘皮六分

生姜十一分，切

上水七升，煮二合，分温三服。忌桃、李、醋等物。

治妊娠三四月呕吐，恶闻食气。

橘皮　　青竹茹　　生姜

茯苓　　白术各二两

上水六升，煎二升，分温三服。忌同前。

治妊娠阻病，心中溃闷，见食呕吐，憎闻食气，肢节烦疼，身体沉重，多卧嗜睡，黄瘦方。

人参　　橘皮各八分　　茯苓十二分

生姜十二分　　甘草十二分　　大枣十二枚

生麦门冬子二十分，去心

上水五升，煎取二升，分温三服。忌菘菜、醋等。凡妊娠恶食者，以所思食，任意食之，必愈。

胎动不安方论第五凡十八道

论曰：安胎有二法，因母病以动胎，但疗母疾，其胎自安。又缘胎有不坚，故致动以病母，但疗胎则母瘥，其理甚效，不可违也。胎不动，不知子死生者，但看母唇口，青者，儿死母活；口中青沫出者，子母俱死；口舌赤、青沫者，母死子活也。

疗胎数落而不结实，或冷或热。

甘草三两　　黄芪　　人参

白术　　芎䓖　　干地黄

吴茱萸各二两

上为末，空腹，酒调二钱。忌菘菜、醋等物。

治胎动不安。

好银煮取水

上着葱白作羹，食之佳。

治胎动下血，心腹绞痛，儿在腹死活未分，服此药，死即下，活即安，极妙。

当归三两　　芎䓖六两

上水四升，酒三升，煮取三升，为三服。

治妊娠二三月，及七八月，胎动不安，或腰肚痛，有血下。

芎䓖　　当归各四两　　艾叶二两

甘草一两　　阿胶二两，炙

上水五升，煮取二升，分温三服。古方无艾叶。

治妊娠抢心，下血不止，腰腹痛不可忍。

上银一斤，水一斗，煎取七升　　芎䓖四两　　当归四两

阿胶三两　　生地黄五两

上以前银水，煮取二升，分三服。

治妊娠无故胎动不安，腹内绞痛。

葱白切，一升　　阿胶三两，炙　　当归四两

川芎四两　　桑寄生

上取银水七升，煮药取二升半，分三服。

治妊娠五六月，胎犹不安，不常处。

白术三两　　厚朴二两　　旋覆花一两

黄芩二两　　茯苓三两　　生姜二两

枳壳二两　　芍药二两，炙令黄色

上以水七升，煮取二升半，食后分温五服。

治胎动不安。

熟艾二两　　葱白切，一升　　阿胶二两，炙

上水四升，煮取一升半，分温二服。

又方　芎䓖二两　　葱白切，一升

上水七升，煮取二升半，分温三服。

治妊娠冷热，腹内不调，致胎不安。

当归三两　　干姜三两　　芎䓖四两

艾叶二两

上水四升，煎取二升，分为四服。

治妊娠经八九个月，或胎动不安，因用力劳乏，心腹痛，面目青，冷汗出，气息欲绝，由劳动惊胎之所致也。

钩藤二两　　茯神二两　　人参二两

当归二两　　桔梗三两　　寄生一两

上水五升，煎取二升，分为三服。忌猪肉、菘菜。若烦热，加石膏五两；临月，加桂心二两。

治妊娠，因夫所动，困绝。

上取竹沥，饮一升，立愈。

疗妊娠被惊恼，胎向下不安，小腹痛连腰，下血。

当归　　芎䓖各八分　　阿胶六分，炙

人参六分　　艾叶四分　　大枣十二枚

茯苓十分

上水四升，煮取二升，分为三服。

治堕胎忽倒地，举动擎促，腹中不安，及子死腹中不出。

芎䓖一两

上为末，服寸匕，须臾三服，立出。

治胎动冲心，烦闷欲死，安胎止痛。

甘草炙　　当归　　芎䓖

人参　　阿胶各二两　　葱白切，一升

上以水七升，煎取二升，分为三服。

疗妊娠忽黄汁下，如胶，或如小豆汁。

粳米五升　　黄芪五两

上以水七升，煎取二升，分为四服。

治妊娠胎动欲落，肚痛不可忍。

上银一斤　　茅根去黑皮，切，二升

上以水九升，煮银取二升，入清酒一升，同煎茅根，取二升，分为三服，立安。

疗妊娠腹内冷痛，忽胎动。

薤白切，一升　　当归四两

上以水五升，煎取二升，作三服。

妊娠漏胞下血方论第六凡六道

疗漏胎下血不止，胞干即死，宜急治之。

生地黄汁一升　　酒五合

上同煎三五沸，分三服，频吃，瘥。

治妊娠下血不止，血尽子死。

生干地黄为细末

上酒服方寸匕，日三服，夜一服，即愈。

治妊娠下血不止，及腹内冷者。

生地黄　　干姜

上两味等分，同煎服。

治妊娠无故，卒下血不绝。

阿胶三两，炙

上清酒一升半，煎取一升，顿服。

又方　生地黄八两

上捣碎，以酒浸，绞去滓，分两服，以止为度。

疗妊娠下血如月信来，若胞干则损子伤母。

干地黄五两　　干姜五两

上以水六升，煎取二升，下蜜少许，更煎两沸，分二服。

妊娠心腹腰痛方论第七凡十一道

治妊娠二三月，腹痛腰痛。

当归三两　　阿胶炙　　甘草各二两

葱白切，一升

上水七升，煮取二升，分三服。忌猪肉、菘菜、醋等物。

治妊娠三五月已来，忽心腹绞痛。

大枣十四枚，烧令焦

上取小便调服之。

治妊娠心腹痛不可忍。

盐一斤，烧令赤

上以两指取一撮，酒调服之。

治妊娠遍身痛，或冲心欲死，不能饮食。

白术五两　　黄芩二两　　芍药四两，炙令黄

上以水六升，煮取二升半，为三服，缘胎有水致痛，兼易产。

治妊娠卒心痛，气欲绝。

芎䓖　　当归　　茯苓各三两

厚朴三两，炙

上水六升，煎取二升，分为两服。忌食如前。

治妊娠腰背痛，反覆不得。

鹿角一枚，长五六寸，烧令赤，酒中淬之，冷又烧之，更淬，以角碎为度

上取酒饮之，作散服，鹿角亦得。

疗妊娠先患冷气，忽冲心腹，痛如刀刺。

芎䓖　　人参　　茯苓

吴茱萸　　桔梗　　当归各三两

厚朴炙　　芍药炙。各二两

上水九升，煎取三升，分三服，气下即瘥。

治妊娠患腹痛，并胎动不安。

葱白切，一升　　人参　　厚朴炙

阿胶炙　芎䓖各二两　当归三两

上水七升，煎取三升，分作三服。

治妊娠疼痛不可忍，或连胯痛。先服此散。

杜仲四两　五加皮　阿胶炙

狗脊　防风　川芎

细辛　芍药各三两　萆薢三两

杏仁八十枚，去尖

上水九升，煮取二升，去滓，下胶，作三服。

治妊娠三两月，腰痛不可忍者。先服前散，后服此丸。

续断　杜仲各十分　芎䓖三两

独活三两　狗脊　五加皮

萆薢　芍药　山药

诃子以上各八两

上为末，蜜和为丸，梧桐子大，空心，酒下四十九丸，日再服。

治触动胎，以致腰痛背痛。

杜仲　五加皮　当归

芍药炙　芎䓖　人参

萆薢各三两

上以水七升，煎取二升半，分温三服。

妊娠伤寒热病防损胎方论第八凡五道

论曰：非即之气，伤折妊妇；热毒之气，侵损胞胎。遂有堕胎漏血，俱害子母之命。

治妊娠伤寒，骨节疼痛，壮热，不急治，则胎落。

葱白切，一升　　前胡　　葛根

石膏各十分　　青黛六分　　升麻八分

栀子仁十二分

上以水七升，煮取二升半，分三服。

治妊娠头痛壮热，呕吐，不下食，心烦热。

青竹茹　　葛根　　知母各三两

芦根一升　　生麦门冬四两，去心

上水七升，煎取三升，分三服。

治妊娠时气头痛，腰背强，壮热。

升麻　　青黛　　前胡

黄芩　　山栀各二两　　葛根三两

石膏八分

上水五升，煎取三升半，分为三服。

治妊娠妇六七月，伤寒热入腹，大小便秘结不通，蒸热。

前胡十分　　大黄　　石膏各二十分

栀子仁十枚　　知母　　黄芩

茯苓　　生姜各八分

上水八升，煎取二升半，后下大黄，更煎三五沸，分作三服。

治妊娠伤寒，苦热不止，身上斑出，忽赤忽黑，小便如赤血，气欲绝，胎欲落。

栀子仁　　升麻各四两　　青黛二两

石膏八两，碎　　葱白切，一升　　生地黄二十分

黄芩三两

上水九升，煎取三升，作三服。忌热物。

妊娠患淋小便不和方论第九凡一道①

治妊娠患淋，小便涩不利，小腹水道热痛。

冬葵子一升　　芍药二两，炙　　黄芩

茯苓　　车前子各三两

上以水七升，煎取两升，分温三服。

妊娠下痢黄水赤白方论第十凡七道

论曰：妊娠下痢，皆因误食生冷、肥腻。冷即色白，热即黄赤，气不和，赤白相兼，搅刺疼痛，脾胃不调之所致也。

治妊娠患痢脓血，状如鱼髓，小腹绞痛难忍。

薤白切，一升　　地榆　　醋榴皮

黄连各三两　　阿胶二两，炙

上水七升，煎取两升半，分三服。忌生冷、肥腻。

治妊娠痢白脓，腹内冷。

干姜四两　　赤白脂六两　　粳米一升，炒令黄色

上水七升，煎取两升，分三服。忌如前。

疗妊娠腹痛，下痢不止。

黄连　　石榴皮　　当归各三两

阿胶二两，炙　　艾一两半

① 凡一道：各本均作“凡二道”，据正文改。

上水六升，煎至二升，分为三服。忌如前。

疗妊娠下痢，腹内痛，脓血不止。

黄连八分　　厚朴炙　　阿胶炙

当归各六分　　艾叶　　黄蘖各四分

干姜五分

上为末，空心，米饮调下一匙，日进三服。

疗妊娠膝下刺痛，大便白，昼夜三五十行。

根黄厚者涂蜜，炙令焦　　大蒜炮令烂熟

上大蒜去皮，研如膏，和根黄末为圆，如梧桐子大，空心，粥饮三十圆，日进三服妙。

疗妊娠痢，黄水不绝。

厚朴三两，炙　　黄连二两　　豆蔻五枚，连皮

上水二升，煮取一升，频服。忌如前。

治妊娠忽被惊奔走，堕胎，下血不止兼痛。

干地黄四两　　当归　　艾叶各二两

阿胶炙　　芎䓖各三两

上水七升，煮取二升半，分作三服。痛加杜仲、五加皮各三两。

治妊娠水气身肿腹胀方论第十一凡四道

论曰：脏气本弱，因产重虚，土不克水，血散入四肢，遂致腹胀，手足面目皆浮肿，小便秘涩。

治妊娠身肿有水气，心腹胀满，小便少。

茯苓四两　　杏仁去尖　　槟榔仁三两

旋覆花　　郁李仁各一两

上水六升，煮取二升，分温温服，小便通即瘥。

治妊娠四肢皮肉拘急及肿。

桑白皮切，二升　　樟桂根一两　　赤小豆二升

上水一斗二升，煮二味取七升，下小豆，煮令熟，先食豆，候汤即饮其汁，小便利即瘥。

治妊娠遍身洪肿方。

葶苈子十分　　白术二十分　　茯苓二两

桑白皮二两　　郁李仁八分

上水六升，煎取二升，作两服，小便利即瘥。

又方　泽泻三两　　葶苈子三两　　白术六两

枳壳炙　　茯苓各六两

上制度、服食如前。

妊娠《千金》易产方论第十二凡六道

论曰：夫妇人特将产，至重者胞衣也。凡胞衣不出者，世谓之息胞，由产时用力过度，已产而体已瘦顿，不能更用气，经停之间，而外冷气乘之，则血涩逆否，故令胞衣不出，则不得断脐浴沐，冷气伤儿则成病也。

旧方：胞衣不损儿者，依法截脐，而以物系其带一头，所有产时看生人，不用意谨护而率挽胞系，断其胞，上掩心而夭命也。凡欲产时，必先脱常所着衣裳，以笼灶神验。

胞衣不出方

灶下土一大寸，研碎

上用好醋，调令相和，纳于脐中，续取生甘草汤三四合服。

又方　槐子四十枚　　　蒲黄一合

上酒煎温服，须臾未效，更进一服。

又方　生地黄汁五合　　生姜汁半大合

上煎三四沸，顿服之。

又方　槐子槐枝切，一升最好　　瞿麦八分　　牛膝八分

通草十二分　　白榆切，一大升　　冬麻仁一大升，研

上水五升，煎二大升，去滓，下麻仁，分三服。

《小品》颜服散①，令易产。母疾病，未生一月以前预服，过三十日，行步不觉儿生。

甘草八分　　粳米一合　　大豆黄炒

黄芩　　干姜　　桂心

吴茱萸　　冬麻仁研如泥。各二分

上为末，空腹暖酒服方寸匕。忌生冷、肥腻。

又　易产方。

飞生鸟一只，烧　　槐子十四枚　　故箭羽十四片，烧

上为末，蜜为丸，大觉痛，服三十丸，未产，须臾再服之。

治产难诸疾方论第十三凡十二道

易产方

榆白皮十四分　　通草十二分　　葵子三合

滑石　　瞿麦各八分

① 颜服散：《外台秘要》作“预服散”；下文“母疾病”作“母无疾病”；“大豆黄”作“大豆黄卷”。

上水二升，煎取八合，分温三服。

又方　羚羊角一枚，烧刮取末

上以酒调方寸匕服。

又方　滑石八分　葵子一合　榆皮十二分　牛膝六分

上水一升八合，煎取六合，再服。

又方　含醋噀面，闷即噀之。

又方　吞槐子七枚，即下。

又方　吞鸡子白两枚，即产。

又方　两手各把一石燕，立产。

又方　兔皮和毛烧灰，研

上以酒调两钱匕，即产。衣不下，服之即下。

又方　大麻根三茎

上水一升，煎取半升，顿服立产，衣不下，服之即下。

又方　弓弩弦烧灰

上为末，酒调方寸匕，服之立下。

又方　铜弩牙

上烧赤，投于醋三合内，良久顿服，立产。

又方　麝香一钱

上研，水调，服之立产。

难产死生方论第十四凡八道

疗胎死腹中不出，母气欲绝。

水银二两

上顿吞之，儿立出。

治产横倒不出。

上令夫唾口中二七遍，立出。

疗产经数日不出，或子死腹。

瞿麦六两　　通草三两　　桂心三两

榆白皮切，一升

上水九升，煎取三升，分三服。

又方　瞿麦

上水煮取浓汁，服之佳。

疗子死腹中不出。

伏龙肝为末，三钱

上酒调服之。土当儿头顶上戴出妙。

又方　朱砂一两

上水煎数沸，然后取酒和服之。

又方　水银二两

上水煮二三十沸，服之立产。

滑胎易产。

白蜜　　苦酒　　猪脂各一升

上相和，煎三四沸，临腹痛时，以热酒调下三四钱匕，不过五六服，即出。

难产令易产方论第十五凡七道

论曰：夫难产者，内宜用药，外宜用法，盖多门救疗，以取其安也。

疗产难坐草数日，困乏不能生，此为母先有病，经络俱闭所然。

赤小豆二升　　　　胶三升

上水九升，煎令熟，去豆纳胶，烊，令清服之。须臾更一服。

又方　上令夫从外含水，吐着产妇口中即，出。

疗难产，疑胎在腹已死。

当归四分　　　　芎䓖六分

上水六升，煎取二升，分作两服便安，胎死即出。酒煎亦得，神验。

治产难困乏腹痛，有所见，儿及衣不出。

蒺藜子四两　　　　贝母四两

上为末，每服一匙，酒调服之。时再服，以出为度，熟水调下，亦得。

治难产。

箭一支，烧为灰

上以水调，服之。

又方　鳖甲烧为末

上服方寸匕，立出，未生更服。

治疗落胎腹痛。

芍药　　　　当归　　　　牛膝

瞿麦各五分　　　　桂心　　　　芎䓖各四分

上以水一升七合，煎取八合，空心温服。

胎死胞衣不出方论第十六凡十八道

疗妊娠经五六月，胎死腹中，或胞衣不出。

生地黄五两　　　　牛膝　　　　朴硝各八分

桂心　　　　芎䓖　　　　大黄各六分

蒲黄五分

上水二升，煎取八合，入蒲黄，空心作二服。

疗子死腹中不出。

雄鸡粪二十一枚

上水二升，煎取五合，以米作粥食，胎即出。

治妊娠经六七月，子死腹中不出。

黑豆三合

上醋一升，煎取八合，空心，分温三服。

治子死腹中，母闷绝。

水银十二分

上取井底土如鸡子黄，水研服之。

又方　赤小豆

上生吞七枚出；若是女，即二七枚出。

《经效》理胎衣不出，令烂。

牛膝　　　　瞿麦各四两　　　　滑石研，八分

当归二两　　　　通草六两　　　　葵子一升

上水五升，煎取二升，分三服，温服。

又方　灶突土三撮

上和暖水服之。

崔氏治胎胞不出。

大豆一升

上苦酒五升，煮取三升，分为三服。

又方　上吞鸡子两三只，解发刺喉中令呕。若因热，以水煮蝼蛄一枚，三四沸，泻口中，汁下即出。

又方　大麦　　　　小麦　　　　小豆

上等分相和，煮取浓汁饮之，出。

又方　赤朱一两

上研为粉，以苦酒和服之，即出。

又方　皂荚

上为末，着鼻中一两度，自出。

疗胞衣久不出，腹满即杀人，服此方即烂。

桂心　牛膝　通草各三两

滑石二两　葵子一升　瞿麦四两

上水九升，煎取三升，分三服，甚效。

又方　瞿麦四两　桂心三两　通草三两

牛膝五两　葵子一升

上水三升，煎取一升半，分为三服。

又方　珍珠一两

上研细，苦酒调服之。

又方　洗儿水

上取半碗，服之即出。

治胞衣不出。

牛膝八两　葵子二升

上水七升，煮取三升，分三服。

治胎衣半出半不出，或子死腹中，着脊不下，数日不产，血气上冲。

牛膝六两　葵子一升　榆白皮四两

地黄汁八合

上水九升，煎取三升，分三服，即出。

经效产宝·卷之中

相国白敏中家藏善本　节度随军昝殷撰集

产后心惊中风方论第十七凡七道

论曰：产后心闷气绝，眼张口噤，通身强直，腰背反偃，状如痫疾，心忪惊悸，言语错乱，皆是宿有风毒，因产心气虚弱，风因产发，成风痓。

防风	当归	茯苓
汉防己	麻黄去节。各八分	秦艽
人参	芎䓖	独活
白鲜皮	甘草炙	白薇各六分
石膏十二分	竹沥二升	

上水七升，先煮麻黄，掠去沫，下诸药，入竹沥，煎取二升半，去滓，三服。忌菘菜、猪肉、生冷。

疗产后狂语，志意不定，精神昏乱，心气虚，风邪所致。

茯苓	干地黄各十二分	远志十分
白薇	龙齿各十分	甘草炙
人参	防风	独活各八分

上以银一大斤，水一斗五升，煎取七升，下诸药，煎取三升，分温三服。忌如前。

疗产后心虚，忪悸不定，乱语谬误，精神恍惚不定，当由心虚所致。

人参	甘草炙	芍药
当归	生姜各八分	远志
茯苓各八分	桂心六分	门冬去心
大枣各十二分		

上水八升，煎取三升，去滓，分温三服。

疗产后心气虚损，卒惊强语，或歌哭嗔笑，性气不定。

上银一斤	桂心	甘草各六分
细辛四分	人参	生姜
远志	茯神各八分	生地黄二十分
龙骨一分	大枣一枚	

上水八升，煮银取一升半，入诸药煎，分三服，温温进。

疗产后多虚弱羸瘦，苦大汗痢，皆至于死，此重虚故。若患中风，谬语昏闷，不知人者。

人参	茯苓	羌活
桂心	大枣	远志各十分
竹沥一升半		

上水六升，煮取三升，下竹沥，更煎取二升，分为温三服。

疗产后身忽痉，口噤面青，手脚强急。

上竹沥二升，饮之最佳。

疗产后恶寒壮热，一夜三五度，发恶语，口中疮生，时时干呕，困乏欲绝。

人参	独活	白鲜皮
葛根	防风	青竹茹
远志各六分	茯神八分	白蔹十分
玄参十二分	竹沥二升半	

上银一斤，水一斗五升，煎取七升，下诸药，重煎取三升，分温三服。忌鱼、酒、面等物。

产后余血奔心烦闷方论第十八凡十五道

论曰：余血奔心，盖是分解了不便，与童子小便并擀心下，及卧太疾，兼食不相宜之物所致。但能依方疗之，无不可痊。①

疗产后心中虚热烦闷，气欲绝。

大枣十二分　　茯苓十二分　　生姜八分

甘草五分　　竹沥一升　　人参六分，发逆方用

粳米若食小加，三合　　生麦门冬二十分

上水六升，煎取三升，方入竹沥，更煎取二分，分温三服。

疗产后余血不尽，奔冲心烦闷，腹痛。

生地黄　　芎劳各三两　　枳壳炙

芍药各三两

上捣筛为末，酒服方寸匕，日进二服。

又方　生藕研汁

上饮二升，甚效。

又方　清酒一升　　生地黄汁一升

上相和，煎一沸，分为两服。

疗产后腹内块痛不止。

---

① 此段原文不通顺，《医学大成》本作："论曰：余血奔心，盖是分娩不了解，便与童子小便并擀心下，及卧太早，兼食不相宜之物所致。但能依方疗之，无不痊可。"

芎䓖　当归　芍药
干姜各二两
上捣罗为末，酒调方寸匕，日三服。
疗产后下血不尽，腹内坚痛不可忍。
当归　芍药　桂心各三两
桃仁一百二十枚
上水六升，煮取二升，分温二服。如未瘥，加大黄三两。
疗产后血结下不尽，腹绞痛不止。
大黄别浸　当归　干地黄各十分
芎䓖　芍药　桂心各八分
甘草炙　黄芩各六分　桃仁四十九枚
上水七升，煮取二升半，下大黄，更煎三沸，分为三服。
疗先患冷气，因产，后发腹痛。
芎䓖　桂心　当归
茱萸　茯苓　芍药
甘草各六分　桃仁十分，去尖
上水七升，煮取二升，分三服。
治产后心腹切痛，不能食，乏气忽热。
当归　芎䓖　黄芩
人参　甘草　芍药
防风　生姜各三分　桃仁八十枚
上水七升，煮取二升，下大黄更煎三沸，分作三服。
疗产后血不尽，腹中除痛无计。
青木香　当归　牛膝
芎䓖　黄芪　芍药各八分
大黄十三分，浸　芒硝十二分

上水七升，煎取二升，后下大黄，更煎三沸，分三服。

疗产后血下不止，虚羸迨死。

蒲黄二两

上水二升，煎取八合，顿服。

疗产后血泄不止，无禁度。

干地黄末

上酒服匙头，日三四服。

疗产后余血攻心，或下血不止，心闷面青，冷气欲绝。

羊血

上以一盏顿服，如不定更服，立效。

疗气痛欲死。

槐鸡半两

上为末，用酒浓煎，顿服立愈。

疗产后余血作痛兼块者。

桂心　　姜黄

上等分为末，酒服方寸匕，血下尽妙。

产后渴不止方论第十九凡二道

疗产后渴不止，饮水，小便数多。

土瓜根　　栝楼根　　人参

甘草　　牡蛎粉各二两　　大枣十二枚

上水九升，煮取三升，分温三服。

疗产后大渴不止。

芦根切，一升　　瓜蒌三两　　人参

甘草　　茯苓各三两　　大枣十二枚

生麦门冬四两

上水九升，煮取三升，分为三服，顿服四剂即瘥。忌菘菜。

产后淋病诸方论第二十凡六道

论曰：产后患淋，因虚损后有热气客于胞中，内虚则起数，热则小便涩痛，故谓之淋。又有因产损血气，血气虚则挟热，热搏于血，血即流渗于胞中，故血随小便出，为血淋者，如雨之淋也。

疗产后淋病，小便涩痛，或血淋者。

瞿麦　　黄芩　　冬葵子各二两

通草三两　　大枣十二枚

上水七升，煮取二升半，分作两服。

疗产后血淋。

车前子　　瞿麦各四两　　黄芩三两

郁金一两，末

上水六升，煮取二升，下郁金末，分三服。

《广济》疗产后卒患淋，小便躁痛①及血淋。

冬葵子三合　　石韦二两，炙去毛　　通草

黄芩　　滑石　　茯苓各三两

上水二升，煎取一升，下滑石，空心服。

《集验》疗产后患淋，小便痛。

石韦炙，去毛　　黄芩各二两　　通草

① 躁痛：《医学大成》本作"涩痛"。

芍药　　甘草　　冬葵子各三两

榆白皮五合

上水二升，煎取一升，空心，温温服。

《经效》疗产后气淋、热淋。

贝齿两枚，烧作末　　葵子二两　　石膏五两

阳石末，三两

上水二升，煎取一升，下两般末，空心服。

疗产后淋，小便痛及血淋。

黄茅五两　　瞿麦二两　　车前子二两

通草三两　　冬葵子二合　　鲤鱼齿一百枚，为末

上水二升，煎取一升，入齿末，空心，分两服。

产后虚羸下痢方论第二十一凡三道

论曰：产后本虚，患痢更加羸弱，饮食不进，便痢无常，赤白不定，盖因饮食伤于生冷之所致。

疗产后虚羸，下痢脓血，腹痛。

黄连　　芍药　　甘草

当归　　干姜　　人参各八两

艾叶三分

上水七升，煮取二升，分为三服。忌猪、鹿肉。

疗产后痢不禁止，困乏气欲绝，无问赤白水谷。

黄连　　厚朴各三两　　芍药

黄蘗各二两

上水六升，煮取二升，分为二服。

疗产后痢赤白，心腹绞痛羸困。

地榆　石榴皮　黄连各三两

当归二两　薤白切，一升

上水七升，煮取二升半，分为三服。

产后腰痛羸瘦补益玉门不闭方论第二十二凡七道

疗产后少气，困乏虚烦。

人参十二分　甘草　桂心

茯苓　芍药各八分　生地黄

生麦门冬各十二分

上水九升，煮取三升，分温三服。

疗产后喘乏气羸，腹内绞痛，自汗出。

黄芪　人参　茯苓

甘草　当归　芎䓖

五味子　白术各八分　泽兰叶

橘皮各六分　诃子　麦门冬各十二分

桂心　干地黄各十二分

上捣罗为散，炼蜜和丸，如梧桐子大，空心酒下三十丸。日再服。

疗产后风虚，羸弱劳瘦，不生肌肉。

黄芪　当归　芍药

人参各二两　桂心　甘草炙

芎䓖　生姜各八分　大枣十二枚

上水七升，煮取三升，分温三服。

疗产后虚劳，骨节疼痛，头疼汗不出。

当归　人参　生姜各二分

黄芪三两　豉五合　粳米三合

猪肾一对，切　薤白切，三合

上水一斗五升，先煮猪肾取六升，后下诸药，煎至二升，分为三服。

又方　猪肾一对

上入葱豉作臛，如常食之。

疗产后大虚，心腹急痛，血气上抢心，气息乏，补益方。

黄芪　白术　当归

甘草炙　人参各二两　生姜四两

白羊肉

上水一斗九升，煮肉取五升，后下诸药，更煎取三升，为三服。

疗产后阴肿下脱，肉出玉门闭。①

石灰一斤，炒令色黄

上水二升，投灰中，停冷澄清，重烧，以浸玉门，斯须平复如故。

产后中风方论第二十三凡十五道

论曰：产后中风，由产伤动血气，劳损脏腹②，未平复，起早劳

① 疗产后阴肿下脱，肉出玉门闭：《医学大成》本作“疗产后阴肿，下脱肉出，玉门不闭”。

② 脏腹：《医学大成》本作“脏腑”。

动，气虚而风邪气乘之，故中风。风邪冷气客于皮肤经络，但疼痹羸乏，不任少气。若又筋脉挟寒，则挛急㖞僻，挟温则弛纵缓弱，若入诸脏，恍惚惊悸，随其所伤腑脏经络而生病。

疗产后中风口噤，不任小大，独活汤。

独活四分　　干姜六分　　甘草二分

生姜六分

上水二大升，煎取一大升，分为二服。

《小品》大豆汤。主产后中风困笃，或背强口噤，或但烦躁，或头身皆重，或身痒，剧者呕吐直视，此皆虚冷中风，宜饵此。

大豆三升，炒令极熟

上以铜器，盛清酒五升沃之，密封良久，去豆，分为三服。服了覆衣取微汗，身才润即愈。产后皆宜服，一则防风，二乃消血。

张仲文[①]疗产后中风寒授[②]，遍身冷直，口噤，不识人等方。

白术四两

上酒三升，煎取一升，顿服之，效。

《千金》鸡粪酒。疗产后中风及男子诸中风，并产后百疾神效方。

乌鸡粪三升　　大豆二升

上先炒豆令声绝，次炒鸡粪令黄，以酒一升，先淋鸡粪，取汁淋大豆，每服一升。重者凡四五日，服之极妙。

《经效》疗产后风虚头痛，语言时僻。

干葛　　防风　　茯苓

麦门冬各八分　　芍药　　黄芩各六分

---

① 张仲文：疑为张文仲。

② 疗产后中风寒授：《妇人大全良方》作“疗产后中风、风痉”。

犀角四分　　甘草三两，炙

上水二升，煎取七合，分为二服。

疗产后中风，心忪悸，或志意不定恍惚，言语错乱方。

人参六分　　茯神　　麦门冬
羚羊角各八分　　黄芩　　白鲜皮
甘草各四两　　石膏十二分　　淡竹沥两大合

上水二大升，煎取七合，下竹沥，分为三服①。

疗产后中风，身背拘急如束，并渴。

芎䓖　　芍药　　羌活
羚羊角　　酸枣仁各四两　　桑白皮六分
防风五分

上水四升，煎取二升，分温三服。

疗产后中风，四肢拘束，筋节掣痛，不得转侧，如角弓张。

麻黄八分，去节　　生姜　　桂心
白术各四分　　防风　　芍药各六分
芎䓖五分　　甜竹沥二合

上水三升，先煎麻黄，掠去沫，下诸药，煎取七合，方下竹沥，更煎三沸，食后分三服，取微汗为度。

疗产后中风，血气不散，邪气入脏，狂言妄语，精神错乱，腰痛骨疼。

麻黄　　茯神各八分　　防风
白鲜皮各六分　　杏仁　　当归
桂心各四分　　芍药　　独活各五分

上水二升五合，煎取九合，空腹热服。

① 三服：原无，据《医学大成》本补。

疗产后中风，身体疼痛，四肢萎弱不遂，羌活汤。

羌活　　芍药　　黄芪各六分

干葛　　麻黄　　干地黄各八分

甘草　　桂心各四分

上水二升，先煎麻黄，去沫后下诸药，取八合，食后热服，覆衣出汗，愈。

疗产后中风，烦渴。

红花子五合，微热研碎

上水一升，煎一匙头，取七合，徐徐呷之。

疗产后中风口噤，四肢顽痹不仁，或如角弓张。

羌活　　防风各三两　　大豆一升，炒令皮拆

上酒五升，先浸两味经宿，将炒豆热投酒中搅匀，密封一日，以汤煮瓶良久，服八合，覆衣取汗急速，且以豆淋服羌活、防风亦佳。

疗产后中风，腰背强直，时时反张，名风痓。

防风　　葛根　　芎䓖

干地黄各八分　　麻黄去节　　甘草

桂心　　独活　　汉防己各六两

杏仁五枚，去尖

上水八升，煮麻黄去沫，后下诸药，煎取三升，分温三服。

疗产后中风口噤，溃闷不能言，身体痉直。

羌活　　防风　　秦艽

桂心　　甘草　　葛根各三分

生姜八分　　附子一只，炮　　杏仁八十枚，去尖

麻黄十分，去节

上水九升，先煮麻黄，去沫后下诸药，取两升，分为三服。

疗产后中风口噤，拘急困笃，腰背强直，时反折。

大豆二升，炒令声绝

上清酒六升投之，煮三四沸，去滓饮之，令微醉，如汗出瘥，切勿触风。如已成风者，加鸡粪白和豆炒，同吃，兼饮竹沥佳。

产后余血上抢心痛方论第二十四凡六道

论曰：夫产后血上抢心，由产后气虚挟宿冷，冷搏于血则凝结不消，气逆上者，则血随上冲击而心痛也。凡产后余血不尽，得冷则结，与气相搏则痛困，重遏于寒，血结尤甚。

干地黄　当归　独活

吴茱萸　芍药　干姜

甘草各三两　细辛一两

上水三升，煎取一升，空心分三服。忌生冷。

《经效》疗产后气虚，冷搏于血，血气结滞，上冲心满胀，当归汤。

当归　桂心　芎䓖

橘皮　生姜　吴茱萸各二两

芍药三两

上水三升，煮取一升，空心服。

《千金》治产后内虚，寒气入腹，腹中绞痛，赤白痢，妄经见鬼，羊肉汤。

甘草炙　当归　芍药各一两

肥羊肉一斤，去脂

上水六升，先煮肉取二升，去肉入诸药，更煎取一升，分作两服。

《千金翼》茱萸酒，疗心腹内外痛。

吴茱萸十二分

上酒二大升，煎取一升，空心，分两服。

《必效》疗腹中绞刺痛方。

羌活二大两

上酒二升，煎取一升，去滓，分为二服。

《千金》治产后渴少气。

麦门冬　　淡竹叶各十二分　　大枣七枚

生姜　　甘草　　人参各六分

小麦五合

上水二升半，煎取一大升，去滓，分两服。

产后汗不止方论第二十五凡五道

论曰：产后汗不止，夫汗由阴虚而得气加之，中虚表实，阳气发于外，故汗出为阴虚。是令汗出，为阴气虚弱，未平复也。凡产后皆血气虚，故多汗，因①遇风邪则变为疾也。

《千金》治产后风虚，汗出不止，小便难，四肢微急，难以屈伸。

大枣十二枚　　附子　　桂心各四两

芍药八分　　生姜六分

上水三升，煎取七合，空腹，分为二服。忌猪肉、冷水、生葱等物。

① 因：原作“困”，据文意改。

《经效》疗产后汗不止。

黄芪十二分　白术　牡蛎

茯苓　防风　干地黄

麦门冬各八分　大枣七枚

上水二升，煎取七合，空心，分为两服。

《千金》治产后余疾，腹中绞痛，不下食瘦乏。

当归　黄芪　芍药各六分

干地黄　白术各八分　桂心

甘草各四分　大枣十四枚

上水二升，煎取八合，空心，作两大服。忌生葱。

产后冷热痢方论第二十六凡二道

疗产后骤血不止，续命汤。

白蜜一匙头　生姜一片

上同煎，候蜜色赤，投童子小便一升，去姜，更煎两沸，分为三服，顿服之。

《广济》治产后腹痛气胀，胁下闷，不下食，兼微痢。

茯苓　人参　当归

甘草各六分　生姜　陈橘皮各四分

厚朴八分，炙

上水二升，煎取七合，空心，分为二服。忌如前。

产后虚羸方论第二十七凡三道

论曰：产后虚羸者，因产损伤腑脏，劳侵气血，轻者将养满日即瘥；重者日月虽满，气血犹不调和，故患虚羸也。

《广济》治产后风虚冷气，腹肚不调，补益悦泽。

泽兰	桂心	远志
厚朴炙	石斛	白芷
续断	防风	干姜各三分
芎䓖	白术	柏子仁
黄芪各四分	甘草	当归各五分
赤石脂	干地黄各六分	人参三分

上捣罗为末，炼蜜为丸，如梧桐子大，空心酒下五十丸。忌如前。

桃仁煎，疗产后百病及诸气，补益悦泽。

桃仁一千二百枚，去皮尖，炒熟研如膏

上酒一斗五升，研滤三四遍，如作麦粥法，以极细为佳，纳长颈小瓶中，蜜封头，纳汤中煮一日一夜，使瓶口常出汤上，勿令没，熟后以酒服一合，日再服。

《千金》增减泽兰丸，疗产后百病，治血补虚劳。

泽兰	防风	甘草
当归	芎䓖各七分	干姜
麦门冬各八分	附子	白术
白芷	桂心	细辛各四分
柏子仁	干地黄	石斛各六分

人参　　牛膝各五分　　厚朴

藁本各二分

上为末，蜜丸梧桐子大，空心，酒下二十丸。忌如前。

产后烦渴方论第二十八凡二道

论曰：产后烦渴，夫产水血俱下，脏腑燥，津液不足，宿挟虚热者燥甚，故渴也。

《经效》理产后血气，心烦渴。

紫葛三大两

上水二升，煎取一升，去滓，呷之效。

《集验》疗产后心烦渴。

栝楼根　　人参　　甘草炙，各六分

麦门冬二分　　大枣七枚　　生地黄十二分

上水二大升，煎取八合，食后，分为两服。

产后烦闷虚热方论第二十九凡六道

论曰：产后烦闷虚热，夫产即脏腑劳伤，血气伤而风邪乘之，搏于血，使气不宣而痞涩则生热。或肢节烦疼口干，但因生热。其烦闷由产后血气虚弱未复，而气逆乘之，故烦闷也。其气故令胁满，妨不下食。

生地黄汁一升　　当归一两半　　清酒五升

生姜汁三合　　童子小便二升

上相和合，煎三四沸，分温四服。中间药消进食，食消更进药。

《经效》理血气烦闷，胁肋胀满及痛。

芍药　蒲黄　延胡索各四分

当归六分　荷叶蒂三枚，炙

上水二升，煎七合，后入蒲黄，空心服，两服。

又方　生藕

上取汁，煎两沸饮，两服效。

《集验》疗产后血气烦闷。

酒二合　生地黄汁一升

上相和，煎一两沸，分为两服，立效。

《千金》疗产后血气喘，心烦闷不解。

淡竹叶　麦门冬　小麦

茯苓各二分　甘草　生姜各一两

大枣七枚

心悸加人参二两，食少加粳米二合。

上水二升，煎取七合，食后分为两服。

疗产后血下不尽，烦闷腹痛。

羚羊角炭火上烧作胶，二两，古方烧作灰　芍药二两，炒黄

枳壳二两，炒令焦黄色

上捣罗为散，水调方寸匕，服之。

产后血瘕方论第三十凡四道

论曰：产后血断，由新产之后，有血气相搏，谓之瘕痛者，蓄也。谓其痛浮瘕无定，缘内宿有冷血气，不治，至产血下即少，故成此疾。

童子小便三升　　生藕汁一大升　　地黄汁一升
生姜汁三升

上先煎三味，合三分减二，次下姜汁，慢火煎如稀饧，每取一合，暖酒调服。

疗血瘕痛，脐下胀，不下食。

当归八分　　桂心　　芍药
蒲黄　　血竭各六分　　延胡索四分

上为散，空心，温酒调下两钱匕。

《千金》疗血瘕。

干地黄一两　　乌贼鱼骨二两

上为散，空腹，温酒下两钱匕。

又方　铁秤锤烧赤

上以酒一升淬之，分为两服。

产后余疾痢脓血方论第三十一凡八道

论曰：产后余病，由产劳伤，脏腑不足，日月未满，起早劳动，虚损不补，为所伤冷，气力瘦乏。若风冷入于胃，胃伤虚冷生血冷，即变白脓，脓血相杂，冷热不调，为滞痢也。

深师方

黄连六两　　乌梅三两　　干姜二两

上为末，炼蜜为丸，如梧桐子大，空心，米饮下三十丸。忌如前。

《广济》疗产后赤白痢，脐腹绞痛。

当归　　黄连各八两　　艾叶

地榆	甘草炙	龙骨
厚朴	黄芩	干姜各六两

上水二大升，煎取七合，空心，分两服。

《经效》疗产后赤白痢，脐下气痛。

厚朴八分	当归	枳壳
诃子各六分	甘草五分	肉豆蔻五枚
薤切，三合		

上水一升，煎取九合，空心，分为三服。

张文仲疗产后赤白痢，腹中绞痛。

黄连	阿胶炙	蒲黄各一两
栀子仁	当归	黄芩

上为散，空腹，米饮下方寸匕，日两服。

《救急》疗产后赤白痢，腹中绞痛。

芍药	阿胶	艾叶各二两
干地黄	甘草	当归各三两

上水二升，煎取八合，空心，分两服。

《必效》疗产后赤白痢，腹中绞痛，不下食。

当归	石榴皮	地榆各二两
白蘘荷	黄连各十二两	黄柏一分
犀角四两	黄芩	枳壳
甘草	升麻各六分	茜根八分
粳米二合	薤白切，一升	

上为末，蜜丸如梧桐子大，空心，米饮下二十丸。

疗产后血痢，小便不通，脐腹痛。

生马齿菜

上捣，取汁三大合，煎一沸，下蜜一合调，顿服。

《千金》疗产后水痢霍乱，下痢无度。

白石脂　　干姜各十二分

上为散，面糊为丸，梧桐子大，空心，米饮下三十丸。

产后小便赤方论第三十二凡二道

论曰：产后小便数，此由胞内宿有冷，因产后冷，发动冷气入腹，虚弱不能制，其小便即数。有遗尿者，由产用气，伤于膀胱，而冷气入于胞，胞囊决漏，不禁小便，故令遗失，多因产难之所致。

《广济》疗产后小便不禁。

鸡屎烧作灰

上研细，空腹，酒服方寸匕。

《千金翼》疗产后小便数及遗尿。

桑螵蛸三十枚，炒　　鹿茸炙　　黄芪各三两

赤石脂　　厚朴炙　　牡蛎各二两

上捣罗为末，空心，米饮调下方寸匕。忌冷茶、毒等物。

经效产宝·卷之下

相国白敏中家藏善本　节度随军昝殷撰集

产后小便遗血方论第三十三凡四道

疗产后大小便利血。

车前子	黄芩	蒲黄
干地黄	牡蛎	芍药各六分

上为散，空心，米饮服方寸匕。忌面、蒜。

《崔氏》疗产后血气渗入大小肠。

车前子汁，一升　蜜一大合

上相和，煎取一沸，分为二服。

又小便利血。

乱发烧灰，研如粉

上米饮服方寸匕。

《古今经验》疗产后劳伤热，大小便赤涩。

鸡苏一分	通草十分	冬葵子三合
芍药	滑石	芒硝各八分
生地黄十二分		

上水三升，煮取八合，下芒硝，空心，分三服。

产后大小便不通方论第三十四凡四道

论曰：产后大小便不通，肠胃本挟于热，因产大小便血俱下，津液竭燥，肠胃痞涩，热气结于肠胃，故不通也。

《集验》疗产后津液竭燥，大小便不通。

芍药　　大黄　　枳壳

麻仁研。各二两

上为末，炼蜜和丸梧桐子大，空心，熟水下二十丸。渐加之，以利为度。

《经效》疗大便不通，热气结于肠胃。

大黄二两　　芒硝一两

上水一大升，煎取六合，下芒硝，空心，作二服。

《古今录验》疗产后大便不通。

黄芩　　芒硝各六分　　大黄

芍药　　杏仁去皮尖，研如膏。各八分

上为末，蜜丸梧桐子大，空心，煎水下十五丸，渐加，以利为度。

《千金》疗产后热结，大便不通。

蜜五合，火煎令强，以水投中，良久取出

上捻如拇指大，长二寸，纳下部即通。

产后寒热方论第三十五凡四道

论曰：产后寒热，因产劳伤血气，使阴阳不和，反相乘克，阳胜则热，阴胜则寒，阴阳相激，故发寒热。又产余血，亦令人寒热，其腹时痛则是也。

疗产后虚弱喘乏，作寒热，状如疟，名为褥劳。

猪肾一具，切去膜　豉五合，绵裹　白粱二合
葱白切，一升　人参　当归各一两

上水二升，煎取八合，分为二服。

《经效》疗产后虚烦头痛，气短欲死，心乱不解。

淡竹茹　干葛各八分　甘草六分
麦门冬子，三合　小麦二合　石膏十二分

上水二升，煎取八合，食后，分为两服。

疗产后虚热烦痛。

干地黄　牡蛎　茯苓各八分
芍药十二分　黄芩　桂心各六分

上水二升，煎取一升，分为两服。

产后咳嗽方论第三十六凡三道

论曰：喘嗽，肺脏微寒，即成喘嗽。又因产后气虚，风寒伤于肺，故令咳嗽。

《集验》疗产后风伤寒，咳嗽多痰唾黏。

甘草　桔梗各六分　款冬花四分
生麦门冬　生地黄各十二分　葱白一握
豉二合。旧方不入葱白与豉

上水二升，煎取八合，食后良久，两服。

《经效》疗咳嗽多痰唾黏，气急。

前胡　五味子　紫菀

贝母各六分　桑白皮　茯苓各八分

淡竹叶二十片

上水二升，煎取八合，食后，分为两服。

疗产后咳嗽气喘。

百部根　桔梗各六分　桑白皮十二分

干百合　赤茯苓各八分

上水二升，煎取七合，食后，分两服。

产后气痢方论第三十七凡六道

论曰：妊娠之时，脾胃气挟于冷，大肠气虚，因产后转加虚损，或误食生冷、酒、面，便成痢疾：赤白，气不和；赤黄，胃热；或青色，极冷也。

疗产后气痢不止。

青木香三分　诃子皮八分，酥炙令黄

上为散，空心，米饮调方寸匕，服之。

疗产后赤白痢疾。

黄连八分　阿胶炙，六分　赤茯苓

当归　黄蘖各四分　干姜三分

上为末，蜜丸如梧桐子大，空心，粥饮二十丸。

疗产后水痢。

枳壳四分　厚朴炙　茯苓

黄连各六分　当归三分

上水一升，煎取八合，空心，分为三服。

又方　黄连六分　乌梅肉五分
石榴皮　当归　赤石脂各四分
干姜三分

上为末，蜜丸梧桐子大，空心，米饮下三十丸。

疗产后下痢，赤白有血。

赤石脂　黄连　地榆各六分
当归四分　干姜　甘草各三分
厚朴十二分　薤白七茎

上水二升，煎取八合，空心，分两服。

疗产后血痢不止。

臭樗根六分

上为末，水和丸如枣核大，面枏作馄饨，每度煮二七个，热吞之。

产后血晕闷绝方论第三十八凡十道

论曰：产后血晕者，其状心烦，气欲绝是也。亦有用心过多而晕，亦有下血极少亦晕。若下血多晕者，但烦而已；下血少而气逆者，则血随气上撩，心下满急。此二者虽并为晕，而状候各异，当问其产妇血下多少即知。须速投方药，若不急疗，即危其命也。凡晕者，热血气乘虚奔逆上所致也。但才分解了，烧秤锤、江石令赤，置器中，向产母床前帐里，投醋淬之，得醋气可除血晕之法也。十日内时时作，此法不妨晕者，如日月之有晕也。

《经效》产后虚闷，汗出，不识人。

鸡子三个

上打破，吞之便醒，不醒者，可灌童子小便，入腹即醒。若久不醒，忽时时发者，此为有风，因产血气暴虚，风行脉中。若虚去血多者，尤甚也。

产后血气暴虚，汗出。

淡竹叶

上煎汤三合，微温服之，须臾再服。

又方　马齿菜研取汁，三大合，如无，用干者亦得

上煎一沸，投蜜一匙，令匀，顿服。

《广济》疗产后血晕，心闷不识人，神言鬼语，气息欲绝。

芍药　　甘草各一两　　生地黄汁一升

丹参四分　　生姜汁　　蜜各一合

上水二升，煎取八合，下地黄、姜、蜜汁，分两服。

疗产后恶露不多，下腹绞痛。

大黄八分　　牛膝六分　　芍药

蒲黄各四分　　牡丹皮　　当归各二分

上为末，空心，暖酒服方寸匕。

《救急》疗产后血不尽，疼闷心痛。

荷叶炒令香

上为散，煎水调方寸匕服。

疗初平安，血气烦闷。

童子小便五合　　生地黄汁三合

上煎三沸，温再服。

疗产后血晕心闷。

蒲黄四分　　紫葛　　芍药各八分

红蓝花十二分

上水二升，煎取七合，入生地黄汁二合，更煎三五沸，每服

三合。

产后血晕心闷乱，恍惚如见鬼。

生益母草汁三合，根亦得　地黄汁二合　小便一合

鸡子三枚，取清

上煎三四沸，后入鸡子清，匀搅，作一服。

产后血晕狂语，不识人，狂乱。

童子小便五合　地黄汁一合　赤马通七枚

红雪八分

以上二味浸马通，绞去滓，下红雪，温两服。

产后乳无汁方论第三十九凡五道

论曰：气血虚弱，经络不调所致也。乳汁勿投于地，虫蚁食之，令乳无汁，可沃东壁上佳。

疗产后乳无汁。

土瓜根　漏芦各三两　甘草二两

通草四两

上水八升，煎取两升，分温三服。忌如常法。

又方　土瓜根

上为末，酒调两钱匕，日进二三服，效。

又方　母猪蹄两枚，切　通草六两

上以棉裹，煮作羹食之，最好。

又方　漏芦　通草　土瓜根各三两

甘草　桂心各一两

上为散，饮服方寸匕，日进三服。

又方　瓜蒌末

上以井花水服方寸匕，日两服，夜流出。

产后乳结痈方论第四十凡十九道

论曰：产后宜裂去乳汁，不宜蓄积不出。恶汁内引于热，则结硬坚肿，牵急疼痛，或渴思饮，其奶手近不得。若成脓者，名妒乳，乃急于痈，宜服连翘汤，利下热毒，外以赤小豆末水调涂之便愈。忽数，但去乳汁，忽小儿手匀动之，忽大人含水嗍之，得汁吐之，其汁状如脓。若产后不曾乳儿，蓄积乳汁，亦结成痈。

疗产后妒乳并痈。

连翘子	升麻	芒硝各十分
玄参	芍药	白蔹
汉防己	夜干各八分	大黄十二分
甘草六分	杏仁八十枚，去尖	

上水九升，煎取三升，下大黄，次下硝，分三服。

又方　蒲黄草

上熟捣，敷肿上，日三度易之，并叶煎汁饮之亦佳，食之亦得，妒乳及痈并瘥。

又方　地黄

上取汁涂，熟即瘥。

疗乳肿。

上以马溺涂之，立愈。

疗妇人发乳，丈夫发背，烂生脓血后，虚成气疾。

黄芪	地黄	麦门冬

升麻　　人参　　茯苓各三两
当归　　芍药　　远志
甘草各一两　　大枣十枚

上水二升，煮取一升，分温两服。

疗乳头裂破。

上以丁香为末，敷之立愈。

疗妒乳及痈。

葵茎及子

上捣筛为散，服方寸匕，即愈。

又方　鸡屎

上为末，服方寸匕，须臾三服愈。

又方　皂荚十条

上以酒一升揉取汁，硝石半两煎成膏，敷之。

疗诸痈不散已成脓，惧针，令自决破下。

上取白鸡内翅及第一翎各一茎，烧末服之即决。

又方　取雄雀粪白者，研涂上，干即易之。

疗乳痈初得令消。

赤小豆　　菵草

上等分为末，苦酒和，敷之愈。

疗发背乳痈，四肢虚热大渴。

竹叶切，三升，以水一斗二升，煮取九升　　生地黄六两
黄芩　　芍药　　人参
知母　　甘草各二两　　升麻
黄芪　　麦门冬　　瓜蒌各三两
大枣十二枚

上以竹叶汁煮取三升，渴则饮之。

疗乳肿方。

升麻　白蔹　大黄各三两

黄芩　芒硝各二两

上水二升，煎取一升，下硝，分为两服。后以绵缊药贴肿上，日夜勿停即瘥。

又方　黄柏一分，末　鸡子白

上调和匀涂之，干即易，立愈。

又方　苧根

上捣敷之，愈。

又方　鹿角

上于石上磨，取浊汁涂上，干即易之。

又方　鹿角

上烧作灰，以酒调涂之，立愈。

又方　粢米粉炒令黑

上以鸡子白和如泥，以涂帛上贴之，穿帛作穴，以泄痈毒气，易之效。

产后乳汁自出方论第四十一凡三道

论曰：产后乳汁自出，盖是身虚所致，宜服补药以止之。若乳多温满急痛者，温熨之。

疗乳痈始作。

大黄　楞实各三两　芍药六分

马蹄炙，六分

上水酒煎滚，青布绞湿熨乳上，冷即易之。

又方　乳痈二三百日，众药不瘥，但坚痛色青紫。柳根削取上皮，捣令热，熬令温，著囊中，熨乳上，干则易之，一宿即愈。①

① 上水酒煎滚……一宿即愈：据光绪十四年本补。

经效产宝·续编

周颋传授济急方论凡四道

颋尝见人传经效诸方，自曾修合，实有大功，遂编于卷末，普用传授，以济急难。

治产后血晕、血气及滞血不散，便成癥瘕兼泻，面色黄肿，呕逆恶心，头痛目眩，口吐清水，四肢蕤弱，五脏虚怯，常日睡多，吃食减少，渐觉羸瘦，年久变为劳疾，如此所患，偏宜服饵。**胜金丸**。

泽兰四两	当归	芍药
芜荑	甘草	芎䓖各六分
干姜	桂心各三分半	石膏
桔梗	细辛	茱萸
柏子仁	防风	厚朴
乌头	白薇	枳壳
南椒	金钗石斛	石额
蒲黄	茯苓各三分	白术
白芷	人参	藁本
青木香各一分		

上二十八味，并州土，分两无差，杵罗为末，炼蜜为丸，弹子大。有所患，热酒研一丸，入口便愈。大忌腥腻、热面、豉汁、生

葱、冷水、果子等。若死胎不下，胎衣在腹，并以炒盐，酒研服，未退再服。

治产后诸疾，**圣散子**。

泽兰九分	石膏八分，如粉	芎䓖
当归	芜荑	芍药
甘草各七分	干姜	桂心各五分
细辛	卷柏去土	柏子仁
茱萸	防风去芦头	南椒出汗
厚朴姜汁炙	茯苓各四分	白芷
白术	人参	丹参
藁本	五味子	黄芪各三分
乌头炮	白薇各二分	

上捣罗为散，以新瓦器密封，无令失气，每服以热酒调下两钱匕。忌如常。

神效治产后一切疾，**黑散子**。

鲤鱼皮三两，烧灰	芍药	蒲黄各二两
当归	没药	桂心
好墨	卷柏	青木香
麝香各一两	铑墨半两	丈夫发灰，半两

上一十二味捣罗为散，以新瓷器盛，密封，勿令失气，每产后以好酒调下一钱匕。如血晕冲心，下血不尽，脐下搅刺，疼痛不可忍，块血癥疾甚，日加两服，不拘时候服，忌冷物、果子、黏食。

《神效》疗妊娠十个月内不安，至临分解时，并宜服此，**保生丸**。

金钗石斛	贝母去心	黄芩
明净石膏细研如粉	桂心	乌头卷

秦椒去目，炒　　蜀椒去目，炒　　甘草炙

糯米炒。以上各二两

上并须州上者，如法修合为散，炼蜜丸如弹子大。或有妊娠诸疾，吃食减少及气喘疾痛，面目萎黄，身体羸瘦，四肢无力，手脚浮肿，胎脏不安，并以枣汤研一丸服；气痛，酒研一丸，空心服之。忌腥腻、果子、黏食、杂物、冷肉等。

濮阳李师圣施郭稽中论二十一证方十六道

第一论　热病死胎腹中者如何？

答曰：母患热疾至六七日，以致脏腑热极，蒸煮其胎，是以致死。缘儿死身冷，不能自出，但服黑神散暖其胎，须臾胎气温暖，儿即自出。何以知其死？看产妇舌色青者，是其验，宜以**黑神散**主之。

雄黑豆小者是，炒去黑皮，用二两　　当归

芍药　　甘草炙　　干姜

蒲黄用安石器内，炒赤色　　肉桂　　熟地黄温水洗

上等分，焙干为末，每服二钱，空心，温酒调下。若三十岁以上生产少者，不用桂姜，却以炒生姜、红花各二两。

第二论　胎衣不下者如何？

答曰：母生子了，血流入衣中，为血所胀，遂不能下，若治之稍缓，则满腹中上冲，心胸疼痛，喘急难治，但服夺命丹，速去衣中血，血散胀消，胎衣自下而无所患矣。**夺命丹**。

附子半两，炮，去皮脐　　牡丹皮一两

干漆一分，研碎，炒令烟出

上为末，用酽醋一升，大黄末一两，热成膏，和药丸如绿豆大，

温酒送下五七丸，不计时候。

第三论　难产者如何？

答曰：胎侧则成形块者，呼为儿枕，子欲生时，枕破，败血裹其子，故难产，但服**胜金散**治之。逐去败血，儿即自生。若横生、逆生皆治之。

麝香一钱

盐豉一两，用旧青布裹，火烧令通红，急以乳槌研为细末

上为末，取秤槌烧红，以酒淬之，每服调一钱。

第四论　闷绝不知人事者如何？

答曰：产后血气暴虚，未得安静，血随气上攻，迷乱心神，眼前生花；极甚者，令人闷绝，不知人事，口噤、神昏、气冷，医者不识，呼为暗风。若如此治之，必难愈，宜服**清魂散**。

泽兰叶一分　人参一钱　荆芥穗一两

芎半两　甘草二分，炙

上为末，每服一钱，热汤半盏，入温酒半盏，调匀，急灌之，药下便愈。

第五论　口干痞闷者如何？

答曰：产宫、胃太虚，血气未定，食面太早，胃不能消化，面毒积聚于胃脘，上熏胸中，是以口干烦渴，心下痞闷。医者不识，认为胸膈壅滞，以药下之，万不能一，但服**眼儿现丸**。

姜黄　京三棱炮　荜澄茄

人参　陈皮去白　高良姜

蓬莪术

上等分为末，用细切萝卜慢火煮令烂，研细，将余汁煮面糊为丸，绿豆大，每服十丸，萝卜汤下，不拘时候。

第六论　产后乍寒乍热如何？

答曰：阴阳不和，败血不散，皆作乍寒乍热。产后血气虚损，阴阳不和，阴胜则乍寒，阳胜则乍热，阴阳相乘则或热。若因产劳伤脏腑，血弱不能宽越，故败血不散，入肺即热，入脾即寒，医人若作寒疟疾治之，则谬矣。阴阳不和，宜服增减四物汤，败血不散，宜服夺命丹。

又问：二者何以别之？

答曰：时有刺痛者，败血也。但寒热无他证者，阴阳不和也。**增减四物汤**。

当归　芍药　芎

人参　干姜炮裂，各二两　甘草四两，炙

上为末，每服二钱，水一盏，生姜五片，同煎至六分，去滓，微热服，不计时候。

第七论　产后四肢虚肿者如何？

答曰：产后败血乘虚，停积于五脏，循经流入四肢，留淫入深，回还不得，腐坏如水，故令四肢面目浮肿。医者不辨，作气治之，凡水气多用导水药极虚之，夫产后既虚又以药虚之，是重虚也，但服**调经散**，血行肿消，则病自愈。

没药一钱，研　琥珀一钱，研　桂去粗皮，半钱

芍药一钱　当归一钱　麝半钱

细辛半钱

上为末，每服半钱，生姜汁、温酒各少许，调匀服之。

第八论　产后不语者如何？

答曰：人心有七孔三毛，产后血流气弱，多致停积，败血闭于心窍，神志不能明了。又心气通于舌，心气闭则舌亦强矣，故令不语，但服**七珍散**。

人参　石菖蒲　川芎

熟地黄各一两　　细辛一钱　　防风半两

朱砂半两，研

上为末，每服一钱，薄荷汤调下，不拘时候。

第九论　产后乍见鬼神者如何？

答曰：心主身之血脉，因产伤耗血脉，心气则虚，血停积，上干于心，受触激，遂生烦躁，坐卧不安，乍见鬼神，言语颠错。医者不识，呼为风邪，如此治之，必不能愈。但服调经散，加生龙脑一捻，得睡即安。调经散方在第七论中。

第十论　产后腹痛又泻痢者如何？

答曰：产后肠胃虚怯，寒邪易侵。若未满月，饮冷当风，则寒邪乘虚进袭，留于胸腹，散于腹胁，故腹痛作阵；或如锥刀所刺，流入大肠，水谷不化，洞泄肠鸣；或下赤白，腹胁䐜胀；或走痛不定，急服**调中汤**立愈。医者若以为积滞取之，则祸不旋踵矣。

高良姜　　当归　　桂去皮

芍药　　附子炮，去皮脐　　川芎各一两

甘草半两，炙

上为粗末，每服三钱，水三盏，煎至一盏，去滓热服。

第十一论　产后遍身疼痛者如何？

答曰：产后百节开张，血脉流走，遇气弱则经络、分肉之间血多留滞，累日不散则骨节不利、筋脉引急，故腰背转侧不得，手足摇动不得，更身热疼痛。医者以为伤寒治之，若出汗则筋脉动惕，手足厥冷，变生他病，但服**趁痛丸**，以墨涂之。

牛膝　　当归　　桂去皮

白术　　黄芪各半两　　薤白一分

独活半两　　生姜半两　　甘草一钱，炙

上为粗末，每服半两，水五盏，煎至二盏，去滓，热服一盏。

第十二论　产后大便秘涩者如何？

答曰：产卧水血俱下，肠胃虚竭，津液不足，故大便秘涩。若过五六日腹中闷痛者，乃有燥粪在脏腑，以其干涩不能出耳。宜服麻仁丸，更以津润之。若误以为热而投寒药，则阳消阴长，变动百生，性命危矣。**麻仁丸**。

麻仁研　　枳壳炒　　人参各一两

大黄半两

上为末，炼蜜丸如梧桐子大，每服二十丸。服时温酒、米饮任下，未愈渐加丸数，不可太过。①

第十三论　产后血崩者何？

答曰：产卧伤耗经络，未得平复，而劳役损动，致血暴崩下，淋漓不止；因咸酸不节，伤蠹营卫，气衰血弱，亦变崩中。若小腹满痛，肝经已坏为难治，急服**固经丸**以止之。

艾叶　　补骨脂炒　　木贼草

赤石脂各半两　　附子三枚，炮，去皮脐

上为末，陈皮饮和丸桐子大，食前温酒下二十丸，米饮亦得。

第十四论　产后腹胀闷满呕吐不定者何？

答曰：血散于脾胃，脾受之，不能运化精微而成腹胀；胃受之，则不能受纳水谷而生吐逆。医者不识，若以寻常治胀止吐药疗之，病与药不相干，转更伤动正气，疾愈难治，但服**抵胜汤**必瘥。

赤芍药　　半夏汤洗七次　　人参

陈皮各二钱　　泽兰二钱　　甘草炙，一钱

生姜半两

① 大黄半两……不可太过：据光绪十四年本补。

上为粗末，水二盏，煎至一盏，去滓，微热服，分为三服。[1]

第十五论　产后口鼻黑气起及鼻衄如何？

答曰：阳明者，经络之海，起于鼻交頞中，还出侠口，交人中之左右。是盖因夫产后气消血散，荣卫不理，散乱入诸经络，回还不得，致令口鼻黑气起，及变鼻衄。此缘产后诸虚热，变生此疾，不可治也。名曰脾绝肺散。

第十六论　喉中气急喘者如何？

答曰：荣者血也，卫者气也。荣行脉中，卫行脉外，相随上下，谓之荣卫。因产后下血过多，荣卫暴竭，气无所生，独聚于肺中，故令喘也。此名孤阳绝阴，为难治。若恶露不快，败血停凝，上熏于肺，亦令喘急，可服夺命丹。方见前第二论中。

第十七论　产后中风者如何？

答曰：产后五七日内强力下床，或一月之内伤于房室，或怀忧悲怒，扰荡泄和气，或因着灸惊惕，脏腑得疾之初，眼涩口噤，肌肉相搐，腰脊筋急强直者，不可治。此乃人作，非偶尔中风所得也。

第十八论　产后心痛者如何？

答曰：心者血脉之主，人有挟宿寒，因产大虚，寒搏于血，血凝滞不得消散，其气逆上，冲击于心经，故心痛，宜以**大岩蜜汤**治，寒则去，血脉温则经络通，心痛自止。若误以为有所伤，治之，则虚极而寒益甚矣。心络寒甚，传心之正经，则变成心痛者，朝发则夕死。是药不可轻用也。

干地黄	当归	独活
吴茱萸	芍药	干姜炮

① 第十三、十四论据《医学大成》本补。

甘草炙，各一两　　细辛半两　　桂一两，去粗皮

少草一两，远志叶是也

上为粗末，每服半两，用水三大盏，煎取一盏，去滓微热。

第十九论　产后热闷气上转为脚气者如何？

答曰：产后卧，血虚生热，复因春夏取凉过多，地之蒸湿，因足履之，所以着成脚气。其状热闷掣疲，惊悸心烦，呕吐气上，皆其候也，服**小续命汤**三两剂必愈。若误以败血药攻之，则血去而病益增矣。

人参　　黄芩　　官桂去皮

白术　　防己　　麻黄去节

川芎　　芍药　　甘草各一两

生姜五两　　防风两半　　附子一枚，去皮

上为末，每服半两，用水五盏，煎去滓，温服。

第二十论　产后出汗多而变痉风如何？

答曰：产后血虚，内里不密，故多汗。因遇风邪搏之，则变痉风也。痉者口噤不开，背强而直，如发痫状，摇头马鸣，身反折，须臾十发，息如绝。宜速斡开口，灌小续命汤，稍暖即出汗如雨，手拭不及者不治。

第二十一论　产后下血过多，虚极热生风如何？

答曰：妇人以荣血为主。因产血下太多，气无所主，唇青、肉冷、汗出，目瞑、神昏，命在须臾，此皆虚热，非风也，可服**济危上丹**。若以风药治之，则误人矣。

乳香研　　石灵脂　　硫黄研

陈皮去白　　桑寄生　　真阿胶炙烊，炒成米子

太阴玄精石研

上将上四件同研匀，石器内微火上炒动，勿令焦着；炒了再研

细，后入余药末，用地黄汁煮糊为丸，绿豆大，每服酒下二十丸，当归酒尤佳。

产后十八论方凡六道

一曰：产后因热病胎死腹内者如何？

答曰：盖因母患热病，经六七月间脏腑热，遂煮其胎热，是致死，故知之。缘死即身热痛，只困沫出，爪甲指黑，四肢逆冷，但服乌金散，其胎即下。

二曰：产难者如何？

答曰：盖其胎以或成形，为食实物后，十月足日，食有余，遂有成块，呼为儿枕。欲生时块破，遂血裹其子，故难产。但服乌金散，解其败血即自生，或横生、逆生不下，并宜服之。

三曰：产后衣不下者如何？

答曰：母生子了，产后血入衣中，被血所胀，故当难下。但服乌金散，去其衣中血即下。如带断亦同。

四曰：血晕者如何？

答曰：产后三日，起坐不得，眼前生花，即运走五脏，流入汗血。医人不识，呼为暗风，但可服乌金散。

五曰：口干心闷者如何？

答曰：产后七日以来，血气未尽，盖为母食面，结盛心上，是以烦躁干渴。医人不识，将谓胸膈不利，壅滞所致，乌金散立效。

六曰：乍寒乍热者如何？

答曰：产后虚羸，败血入于肺脏，即热即寒。医人不识，呼为疟疾，误矣，宜服乌金散，立效。

七曰：产后虚肿者如何？

答曰：血败于五脏，流入四肢，即还不得，遂成脓血。医人不识，呼为水气、血气。何以知之？若水气，喘而小肠涩；血气，伤而四肢寒。但服乌金散，姜酒调下，须臾服朱砂丸，令泻下毒物即愈。

八曰：乍见鬼神者如何？

答曰：败血流入于心，心不受触，遂被心热，极燥两三日，言语癫狂。医人不识，呼为风邪，太误。宜服乌金散疗之。

九曰：产后月内不语如何？

答曰：人心有孔，孔内有毛，产后败血闭毛，故不语也。宜服乌金散。

十曰：腹内疼痛兼泻痢者如何？

答曰：产后未满月饮冷水，与血相聚，大肠水谷不化，或腹胀痛，急服乌金散，更加服气药、止泻药。

十一曰：产后遍身疼痛者如何？

答曰：产后百节开张，败血走流诸处，留停日久不散，结聚成此疼痛，宜服乌金散有效。

十二曰：产后血崩者如何？

答曰：产后败血、恶露自下未止间，早先治之，及食咸酸之物，遍体无血色，腹痛难治。肝家欲发，寒热作闷，宜服乌金散，须服朱砂丸。

十三曰：产后血气不通咳嗽者如何？

答曰：产后咳嗽，多以食热面壅结，或热病、或有气块，发时冲心痛，气急咳嗽，四肢寒热，心闷口干，或时烦躁，睡梦惊悸，气虚，肢体无力，宜服乌金散。

十四曰：产后乍寒乍热，心痛，月候不来如何？

答曰：败血充心，痛绕脐腹，面色无采，纵然得效，暂时痊安，不过两三日又发，服乌金散大效。

十五曰：产后腹胀满，呕逆不定者如何？

答曰：败血停于脾胃，食充胃，胃充气，既不安即吐逆，冲腹胀，急服乌金散，次服朱砂丸三两日，炒生姜一钱，醋汤下七丸，立效。

十六曰：产后口鼻黑气及鼻衄者如何？

答曰：败血入脏腑，头目却还不得，口干舌焦，鼻黑起，是产后变作此候，名曰败肺，此不可治疗。

十七曰：产后喉中气喘急者如何？

答曰：产后败血不尽，冷恶死血上冲心，过于心即传于喉，喉中即喘。医人不识，认作风涎，十死不治。

十八曰：产后中风者如何？

答曰：产后七日，无故下床，一月之内，不伤房室，或因着热，有惊脏腑。风中之物，眼涩腰疼，似角弓之反张，牙关闭，急宜治之，亦非风疾所致也。**乌金散**。

干地黄熟水浸　　肉桂去皮　　蒲黄纸铫炒，以上各二两

黑豆炒尽烟为炭，秤二两　　当归洗　　芍药

甘草炙　　白姜炮。以上各一两

上为末，空心，日午夜中，热酒下两钱匕。忌生冷，一切毒物。

朱砂丸　治产后因寒淤[①]积结成诸疾。

黑附子炮去皮脐，半两　　肉桂半两，去皮　　白姜半两，炒

川巴豆一钱，醋浸煮，去皮研

上细研，面糊为丸，麻子大，每服三丸至五丸，冷茶下，服之，

---

① 因寒淤：原缺，据《医学大成》本补。

取泻为度。

治产后胎衣不下。

鸡子白一个　　滑石末二钱

上滩头急流水调下，立出。

治孕妇伤寒。

柴胡　　前胡　　川芎

川当归　　地黄　　人参

芍药　　粉草

上等分为末，每服两钱，枣四枚，姜钱三片，同煎服。要出汗加葱。

治孕妇伤寒涎嗽。

知母　　杏仁去皮尖，炒　　天门冬去心

桑白皮

上等分，为粗末煎，去滓服。

治妇人带下黄君正方，并治血崩不止。

茅花一握，炒　　棕榈炭三寸　　嫩莲叶三个

甘草节

上为末，空心，酒调半匙服①。

① 空心，酒调半匙服：原无，据光绪十四年本补。